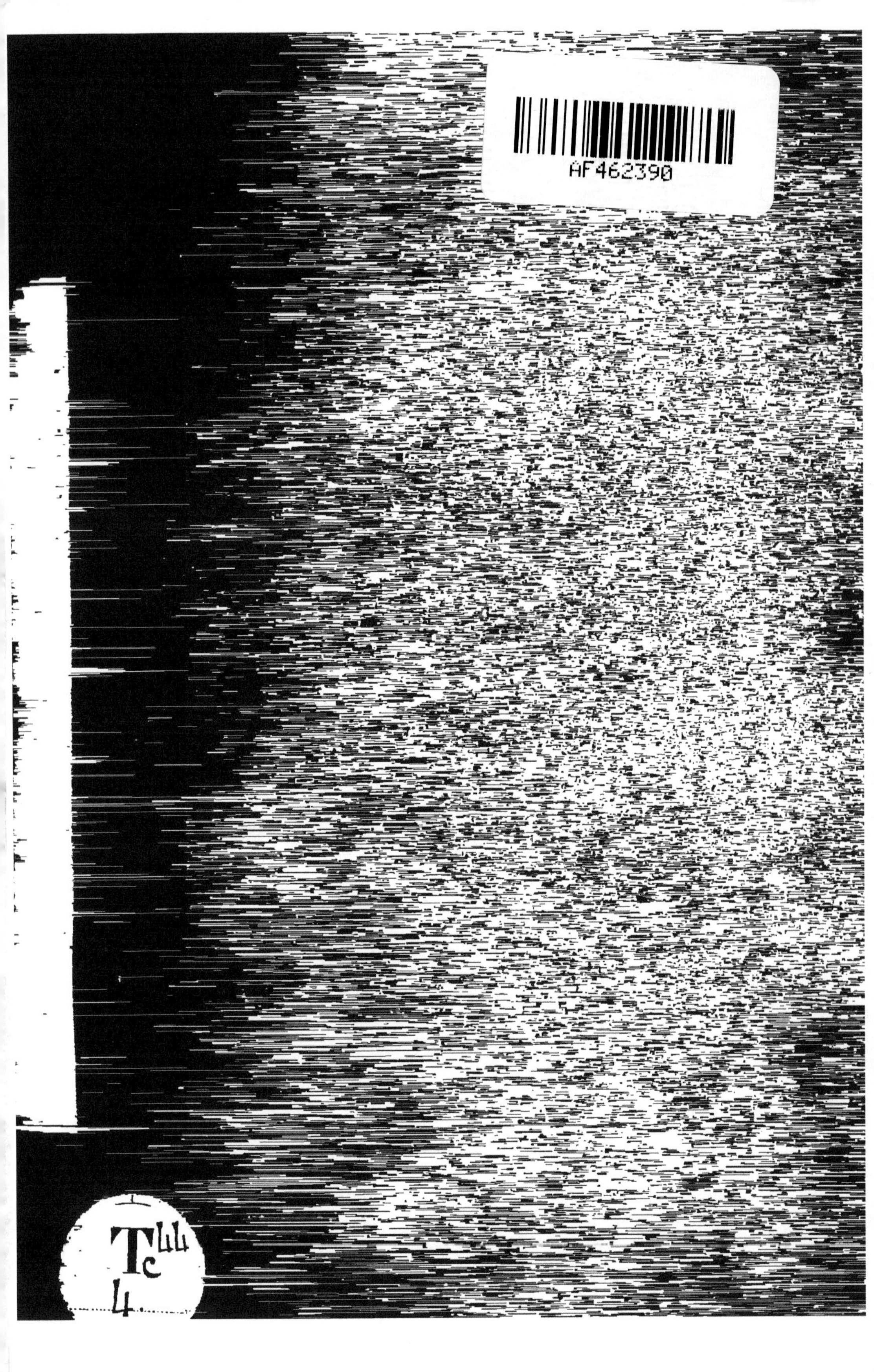
AF462390
Tc 44
4

ÉTUDE

SUR

L'INSALUBRITÉ DES QUARTIERS MILITAIRES

A PROPOS

DE L'APPLICATION DE LA NOUVELLE LOI SUR L'ARMÉE,

PAR M. MALHERBE,

Professeur à l'Ecole de plein exercice de Médecine, Médecin en chef de l'Hôtel-Dieu,
Vice-Président du Conseil central d'Hygiène publique et de Salubrité
du département de la Loire-Inférieure.

NANTES,
Mme Ve C. MELLINET, IMPRIMEUR,
Place du Pilori, 5.

1879

ÉTUDE

SUR

L'INSALUBRITÉ DES QUARTIERS MILITAIRES

A PROPOS

DE L'APPLICATION DE LA NOUVELLE LOI SUR L'ARMÉE,

PAR M. MALHERBE,

Professeur à l'Ecole de plein exercice de Médecine, Médecin en chef de l'Hôtel-Dieu,
Vice-Président du Conseil central d'Hygiène publique et de Salubrité
du département de la Loire-Inférieure.

NANTES,
Mme Ve C. MELLINET, IMPRIMEUR,
Place du Pilori, 5.

1879

ÉTUDE

SUR L'INSALUBRITÉ DES QUARTIERS MILITAIRES

A PROPOS

DE L'APPLICATION DE LA NOUVELLE LOI SUR L'ARMÉE.

La situation faite à la France, par la guerre désastreuse de 1870, a fait sentir la nécessité d'une nouvelle loi militaire. Il fallait refaire complètement l'organisation si défectueuse de notre armée, resserrer les liens de la discipline, dont le relâchement avait été la principale cause de notre faiblesse devant l'ennemi ; assurer au pays les moyens de mettre en ligne, à l'occasion, le plus grand nombre d'hommes possible, afin de parer à toute nouvelle chance d'invasion de notre territoire ; enfin, faire peser également les charges du service militaire sur toutes les classes de la société.

On s'est proposé de réaliser les deux dernières conditions, en imposant l'obligation du service militaire à tous les hommes valides de 20 à 40 ans ; et les deux premières, en les obligeant tous aussi à passer sous les drapeaux une partie de cette période de leur vie.

En raison des fréquents appels que nécessite l'application des nouvelles dispositions légales, on a compris que l'effectif des divers corps se trouverait souvent hors de proportion avec les logements dont on disposait pour eux. On s'est donc préoccupé de l'édification de nouvelles casernes, et un grand nombre de villes se sont imposé de lourdes charges pour subvenir aux besoins de la situation. On ne saurait, toutefois, pour faire les appels prescrits par la loi, et que la sécurité du pays ne permet pas d'ajourner, attendre l'achèvement de toutes les constructions projetées ; il y a lieu de recourir à des mesures transitoires.

Nous nous proposons, dans ce travail, de poser quelques principes relatifs tant aux dispositions intérieures des nouvelles casernes, qu'aux mesures à prendre en attendant qu'elles soient construites : ces mesures spéciales devraient, du reste, selon nous, s'appliquer constamment aux appels des réservistes et des soldats de l'armée territoriale, comme nous le dirons plus loin.

C'est un fait avéré et depuis bien longtemps signalé par les hommes compétents en pareille matière, que l'insalubrité des quartiers militaires.

Les écrits des médecins d'armée fourmillent de précieux documents sur ce sujet plein d'intérêt ; mais rapports officiels, travaux personnels, tout est resté lettre-morte devant l'incurie ordinaire des autorités supérieures. On a souvent dit qu'on parlait trop en France et qu'on n'agissait pas assez ; c'est assurément ici le cas de le répéter ; combien d'enquêtes ont été faites sans amener d'autres résultats que la rédaction de nombreux rapports plus ou moins sérieusement élaborés, qui allaient s'enfouir dans les cartons d'un ministère pour n'en plus sortir ?

On ne saurait donc arguer d'ignorance : les causes de l'insalubrité des casernes ont été exposées et démontrées par les preuves les plus incontestables, l'autorité a été mise à même d'appliquer le remède au mal, mais on ne voit pas qu'à aucune époque elle s'en soit sérieusement préoccupée ; et de nos jours même, alors que la science de l'hygiène a pris un si notable développement, fidèles aux mêmes errements, les administrations militaires voient avec leur calme et leur indifférence habituels se reproduire les mêmes misères, en raison de circonstances toujours identiques et en dépit des réclamations sans cesse réitérées des médecins.

Nous n'avons pas besoin, du reste, de recourir aux intéressants mémoires signalés ci-dessus, pour mettre en évidence les fâcheuses conditions hygiéniques au milieu desquelles vivent nos soldats ; il nous suffira de rappeler nos souvenirs sur ce qui s'est passé si souvent à Nantes, pour en donner la plus complète démonstration.

Depuis 30 ans, nous avons vu presque chaque année des maladies épidémiques frapper les militaires qui occupaient le quartier de la Visitation. Certaines de ces épidémies ont acquis un très-haut degré de gravité et ont été l'occasion d'une mortalité considérable. La nature de ces épidémies variait selon les conditions de saison et de constitution médicale, sous l'influence desquelles elles se développaient. Au premier rang, il faut placer la fièvre typhoïde ; puis, après elle, la dysenterie, la stomatite gangréneuse, rarement la diphthérie, la bronchite capillaire suffocante, la méningite cérébo-spinale, désignée aussi sous le nom de typhus cérébro-spinal ; enfin, les fièvres éruptives : variole, scarlatine, rougeole. Ces diverses maladies épidémiques étaient fréquemment modifiées dans leur forme et dans leur marche par la combinaison avec l'élément paludéen qui règne endémiquement dans la ville de Nantes, comme dans tout l'Ouest de la France. Toutefois, quelles que fussent les formes spéciales de ces diverses manifestations morbides, nous retrouvions toujours, et surtout

*

coïncidant avec les plus graves d'entre elles, la viciation de l'air respirable par l'encombrement, soit que le nombre des hommes casernés à la Visitation fût trop élevé, soit que les moyens de ventilation et les soins de propreté eussent été négligés.

C'est en 1870, pendant la guerre, que nous avons été témoin du spectacle le plus affligeant que puisse présenter un lieu destiné à l'habitation des hommes. La malpropreté et l'encombrement avaient pris alors des proportions qui ne se peuvent comprendre qu'en tenant compte des impérieuses nécessités du moment et de la désorganisation de tous les services. Cependant, des officiers de troupe et des officiers de santé présents à la visite du Conseil d'hygiène publique, ordonnée par le Maire de la ville, de concert avec l'autorité militaire, répondaient à nos observations que ce quartier n'était pas trop mal tenu, qu'on voyait bien pis ailleurs. Cela n'a pas besoin de commentaires.

Nous n'insisterons pas sur cette phase douloureuse, pendant laquelle nos troupes ont été si cruellement éprouvées par des maladies de toutes sortes : variole, dysenterie, fièvre typhoïde, maladies dont la population de la ville a également ressenti les funestes atteintes. C'était à peu près, pour nos soldats, le régime des armées en campagne, régime bien différent de celui des corps qui tiennent garnison en temps de paix.

Le tableau des maladies qui, depuis le mois d'avril 1875 jusqu'en 1876, ont frappé les hommes de la garnison de Nantes, est une triste preuve de la gravité du sujet qui nous occupe ; aussi, croyons-nous remplir un devoir sérieux, en élevant la voix en faveur de ceux qui peuvent à chaque instant être appelés à verser leur sang pour nous.

Trois épidémies meurtrières ont sévi, pendant cette période, sur les militaires casernés à la Visitation ; deux de fièvre typhoïde et une de dysenterie.

Au mois d'avril, la fièvre typhoïde atteignait les nouvelles recrues des 64e et 137e de ligne, du 35e régiment d'artillerie et du 11e escadron du train des équipages militaires, et causait 19 décès sur un total de soixante et quelques malades. Il n'existait alors dans la ville qu'un petit nombre de cas de cette maladie-

Nous voyons dans l'excellente relation de cette épidémie, publiée par M. le docteur Lapeyre (1), que le plus grand nombre des sujets atteints, en même temps que les cas les plus graves, provenaient du bâtiment B, le plus malsain de la caserne.

Le nombre et l'intensité des cas diminuèrent très-rapidement dès qu'on eut fait disparaître l'encombrement des chambres, par l'envoi de détachements dans d'autres garnisons, et l'établissement de tentes dans les cours pour faire coucher une partie de ceux qui restaient à la Visitation.

Il est remarquable que la fièvre typhoïde n'éclata que lorsque les nouvelles recrues eurent séjourné deux ou trois mois au quartier; mais, quelque temps auparavant, nous avions observé des maladies à marche anomale et irrégulière, dont le caractère grave doit également être attribué à l'empoisonnement de l'économie par la respiration d'un air vicié. A ce propos, nous nous bornerons à citer deux cas mortels de pneumonie qui, malgré le traitement énergique qui leur fut opposé, atteignirent fatalement le 3e degré. Limitées au début, les lésions envahirent rapidement la plus grande partie des deux poumons, en même temps que les symptômes généraux revêtaient cette forme adynamique si commune dans la pneumonie des vieillards, et qui, chez les sujets dans la force de l'âge, ne se rencontre qu'exceptionnellement.

Au mois de septembre suivant, une partie des réservistes

(1) *Journal de Médecine de l'Ouest.*

appelés à passer 28 jours sous les drapeaux, est logée à la caserne de la Visitation : au bout de 8 jours, la dysenterie atteint rapidement un grand nombre d'hommes que nous voyons entrer à l'Hôtel-Dieu.

M. le Maire de Nantes, informé de ce fait par la Commission administrative des Hospices, obtint de l'Autorité militaire que le Conseil d'hygiène publique fût admis à rechercher les causes de l'insalubrité du quartier de la Visitation, et, le 25 septembre, après une visite complète des lieux, le Conseil répondait par le rapport suivant :

Le 10 septembre courant, entre au n° 18 de la salle 2 de l'Hôtel-Dieu un réserviste atteint de dysenterie grave ; le lendemain, un autre cas, également grave, entre au n° 21 de la même salle. Les 12 et 13, aucune entrée. Les jours suivants, les entrées se répartissent ainsi :

Le 14	septembre...........	4	dysentériques.
Le 15	—	4	—
Le 16	—	11	—
Le 17	—	5	—
Le 18	—	4	—
Le 19	—	3	—
Le 20	—	1	—
Le 21	—	3	—
Le 22	—	6	—

Ce qui donne un total de 43 malades atteints par l'épidémie, dont 33 réservistes. Le 23 au matin, il y avait en tout 45 entrées ; 2 malades avaient succombé ; tous deux réservistes mariés et pères de famille.

Pour éviter l'encombrement et disséminer autant que possible nos malades, l'administration des hôpitaux a, sur notre demande, ouvert une troisième salle pour les fiévreux militaires.

Les 43 malades admis dans les salles 2 et 3 proviennent :

Du 64e de ligne	23	malades
Du 137e —	13	—
Ouvriers d'administration	8	—
Artillerie	1	—
Train des équipages	1	—

Du 23 septembre au 25 au matin, 10 malades atteints de dysenterie sont entrés à la salle 4. Ils se répartissent de la manière suivante :

64e de ligne	4
137e —	1
Commis et ouvriers militaires	4
11e section d'infirmiers militaires	1

Sur ces 10 malades, 6 sont réservistes.

Un certain nombre de malades sont assez gravement atteints ; toutefois, d'après la marche qu'affecte la maladie, nous espérons que le nombre des victimes sera assez restreint. D'un autre côté, le départ prochain des réservistes devra mettre fin à l'épidémie dans un avenir peu éloigné.

Si nous recherchons l'origine de la maladie, nous en trouvons la principale cause dans l'encombrement. Le début de la dysenterie a suivi de près l'appel des réservistes, comme la fièvre typhoïde au mois d'avril dernier avait coïncidé avec l'appel des jeunes soldats.

Pourquoi cette fois observons-nous la dysenterie, tandis qu'au printemps c'était la fièvre typhoïde ? Il faut attribuer cette différence à la saison : la température exceptionnellement chaude qui règne depuis plusieurs semaines, l'état électrique constant de l'atmosphère favorise bien le développement de la dysenterie ; à ces influences dont l'efficacité morbigène est incontestable s'ajoutent vraisemblablement l'abus des fruits et des boissons froides.

Informé par l'administration des hôpitaux de l'invasion de l'épidémie, M. le Maire de Nantes a invité le Conseil d'hygiène publique à visiter le quartier d'infanterie de la Visitation.

Les 22 et 23 septembre, le Conseil a visité minutieusement le quartier en question et il y a constaté de nombreuses causes d'insalubrité, dépendant, les unes, de la disposition même des lieux, les autres, du défaut absolu de soins pour l'entretien de la propreté des bâtiments et des personnes.

1° Disposition des bâtiments.

Les bâtiments sont au nombre de trois désignés par les lettres A, B, C.

Les deux premiers sont occupés par le 64e de ligne et le troisième par le 137e de ligne et quelques soldats du train.

Partout le nombre des hommes est trop considérable pour la capacité des chambres, les lits n'ont pas entre eux la distance réglementaire qui est déjà très-insuffisante, et les inconvénients de cet entassement se font surtout sentir là où l'aération est mauvaise ; ce qui est le cas pour le bâtiment A, dont les fenêtres pour la plupart sont mal disposées et ne descendent pas assez près du sol et des planchers.

Le bâtiment B, constitué par l'ancien cloître, régnant sur les quatre côtés d'une cour intérieure qu'il ferme complètement, est celui qui occupe la plus grande surface et c'est le plus défectueux des trois. Les fenêtres y sont en nombre insuffisant, ne descendent pas assez près du sol, un grand nombre d'entre elles sont beaucoup trop étroites. L'aération y est extrêmement mauvaise, la lumière ne pénètre que difficilement dans plusieurs des chambres, et le côté nord aspecte sur une petite cour infecte où se trouve une cantine assez mal tenue.

Après ces détails, on ne peut s'étonner que ces deux bâtiments, et surtout le cloître, fournissent un grand nombre de malades.

Le bâtiment C, placé entre deux grandes cours, se trouve incontestablement dans des conditions bien supérieures à celles des deux autres ; pourtant il a fourni un contingent assez important de malades, ce qu'il faut attribuer à des causes générales qui se retrouvent là comme partout, l'entassement et la malpropreté.

La partie centrale de ce bâtiment, au point de vue de la disposition des lieux, est parfaitement acceptable ; il n'en est pas de même des ailes où nous remarquons un détail qu'on ne saurait accepter : un mur de refend, du rez-de-chaussée au troisième étage, divise les chambres par le milieu et y rend la ventilation impossible. Il serait facile, sans nuire à la solidité de l'édifice, de remplacer ce mur par des colonnes convenablement disposées, et de rendre ainsi aux chambres dont nous venons de parler les conditions hygiéniques qui leur manquent.

Nous ferons remarquer, à ce propos, que des fenêtres bien disposées, en nombre suffisant et de dimension convenable, ne suffisent pas pour la bonne aération. En hiver, pendant la nuit, les fenêtres sont fermées et pendant le jour elles ne sont pas ouvertes autant qu'il le faudrait. Des tuyaux d'appel ou des cheminées comme appareils de chauffage seraient le seul moyen d'assurer la rénovation de l'air respirable.

Nous avons plusieurs observations à faire sur les chambres du rez-de-chaussée qui devraient servir de magasins et non d'habitations pour les hommes. Outre les mauvaises conditions d'aération et d'éclairage qu'elles réalisent au plus haut degré, elles ont pour sol un dallage en pierre appliqué sur le terrain ; dallage usé, très-inégal et dont les joints ne sont pas cimentés. Le pavé des couloirs du cloître est également dans le plus mauvais état. Il résulte de tout cela qu'un lavage général à grande eau ayant été fait le matin, au moment de la visite du Conseil, de nombreuses et larges flaques d'eau existaient partout dans les chambres, sous les lits et dans les corridors, au grand détriment de la salubrité.

Les hommes présents dans les chambres interpellés à cet égard, nous ont déclaré qu'ils attendaient que le sol absorbât la plus grande quantité de cette eau et qu'ils balaieraient ensuite le reste. De semblables lavages ne sont efficaces qu'à la condition que le dallage soit bien étanche, que les joints en soient régulièrement cimentés et qu'il présente une inclinaison calculée pour conduire les eaux de lavage à des regards qui, dans l'intervalle de ces opérations, doivent être garnis de tampons hermétiques. Des caves voûtées devraient exister sous ces bâtiments.

2° Cuisines et latrines.

Les cuisines sont tenues avec une malpropreté dégoûtante, très-capable d'empêcher une partie des hommes de s'alimenter. Nous ne pensons pas qu'il soit bien difficile d'apporter plus de soin et de propreté dans la préparation d'aliments aussi simples que ceux qui sont délivrés aux militaires.

Nous avons appris également que la qualité des viandes laissait parfois à désirer, surtout depuis que la fourniture en est faite à l'adjudication et par un seul adjudicataire. Nous craignons qu'on ait à tort changé l'ancien système dans lequel le prix était débattu à l'amiable en même temps que chaque compagnie avait ses fournisseurs. Quand on tue un animal pour la nourriture de l'armée, toutes les parties de cet animal devraient être délivrées aux troupes ; il n'en est rien, les morceaux de choix disparaissent et sont remplacés par des morceaux inférieurs empruntés à un autre animal. Cette fraude condamnable serait facilement évitée avec un peu de surveillance et en exigeant le transport immédiat de l'animal abattu dans un local appartenant à l'autorité militaire.

A propos de l'alimentation des troupes, nous rappellerons les excellents résultats de l'usage du café pour les troupes en campagne, usage qui a été continué pour la garnison de Paris, circonstance qui conduit à se demander pourquoi les autres garnisons sont privées du même avantage. Nous réclamons pour tous cette utile innovation, car si nous avons besoin d'instruire nos soldats, notre devoir et notre intérêt est de protéger leur vie et leur santé. Nous la réclamons d'autant plus instamment, que, pour obéir à la nouvelle loi, nous verrons à chaque instant appeler des classes de réservistes, pour un temps assez court, il est vrai, mais pendant lequel ils seront soumis à des exercices fatigants qu'ils seront incapables de supporter, s'ils n'ont pas une alimentation proportionnellement réparatrice.

Nous avons vu avec étonnement les seules latrines qui existent dans le quartier d'infanterie, adossées à une des cuisines. Cet accouplement nous a semblé quelque chose de monstrueux. Nous ferons remarquer d'ailleurs que, vu l'emplacement et la construction primitive de ces latrines, elles infectent perpétuellement l'air de la grande cour d'entrée, et que, quand le vent souffle de l'ouest, ce qui arrive si souvent à Nantes, leurs émanations sont portées sur les bâtiments d'habitation. Or, on sait aujourd'hui que les émanations des matières fécales sont le principal véhicule du principe contagieux de certaines maladies, telles que la fièvre typhoïde et la dysenterie.

Ces latrines sont insuffisantes pour l'ensemble du quartier; il faudrait des lieux d'aisance convenablement disposés pour chaque bâtiment. On comprend bien que, pendant l'hiver, les hommes hésitent à traverser la nuit cette grande cour et qu'ils déposent leurs excréments sur les paliers des escaliers ou dans le premier endroit venu; que, dans toute saison, les hommes pris d'un besoin subit laissent aller leurs garde-robes dans les escaliers à cause de la trop grande distance des lieux.

3° Malpropreté des chambres et des hommes.

Nous ne saurions exprimer tout ce qu'il y a de répugnant dans la mauvaise tenue des chambres où couchent les hommes.

Nous avons trouvé, dans quelques chambres, des tas de légumes destinés sans doute à y être épluchés; cette pratique ne devrait pas être tolérée, les débris devant à la suite y séjourner longtemps.

On ne doit non plus, tolérer, dans aucun point du quartier, l'accumulation et la conservation des os de cuisine qui sont prohibées partout.

Enfin, la propreté des hommes eux-mêmes devrait être l'objet d'une surveillance sévère, et, à ce propos, nous devons relever un fait qui, pour avoir été sans doute exceptionnel, n'en est pas moins regrettable, c'est qu'un certain nombre de réservistes ont reçu des vêtements dans un état de malpropreté repoussante. On conçoit qu'on ne peut donner des vêtements neufs à des hommes qui ne doivent rester que très-peu de temps sous les drapeaux, mais il faut au moins que ces vêtements soient propres et capables de servir.

Nous concluons :

1° Que les épidémies qui sévissent sur les militaires reconnaissent pour première cause l'encombrement et la mauvaise disposition des quartiers ;

2° Le défaut de soin pour l'entretien de la propreté des locaux et des hommes et pour la préparation des aliments.

Les mesures à prendre pour remédier au mal seraient :

1° La construction de nouvelles casernes sur le modèle de celles qui se construisent en Allemagne, dans lesquelles chaque bâtiment ne doit loger qu'une ou deux compagnies.

2° En ce qui concerne la caserne de la Visitation, la destruction des bâtiments A et B qui ne présenteront jamais de conditions acceptables ;

3° L'exécution dans le bâtiment C des modifications que nous avons indiquées plus haut ;

4° La limitation rigoureuse de l'effectif qui pourrait être logé dans les vieux bâtiments, en attendant qu'on puisse en construire de nouveaux ; une diminution de moitié sur l'effectif actuel serait absolument exigible ;

5° La construction pour les besoins des appels successifs de tentes ou de baraques en bois susceptibles d'être montées et démontées à volonté ;

6° Nous voudrions qu'on remplaçât l'incurie qui règne actuellement à tous les degrés de la hiérarchie, par une surveillance sévère sur tout ce qui touche à l'alimentation des troupes, à la propreté des locaux et des personnes et qu'on rendît responsables des infractions les chefs chargés de cette surveillance ;

7° Nous demanderions, enfin, qu'on obligeât tous les hommes à prendre un bain au moins un fois par mois.

Nantes, le 25 septembre 1875.

Le Rapporteur,

MALHERBE,

Médecin en chef de l'Hôtel-Dieu.

ADDENDUM. — L'eau potable dont se servent les militaires est conservée dans une citerne alimentée en partie par les eaux pluviales, en partie par le service d'eau de la ville. Cette eau devrait être employée exclusivement pour les lavages, et l'eau à boire devrait être fournie par des robinets du service d'eau nombreux et donnant sans interruption.

La question de l'eau se présente encore à propos des latrines qui doivent en être pourvues en abondance et dans lesquelles elle doit couler constamment.

En décembre de la même année, nous avons observé une nouvelle épidémie de fièvre typhoïde dont je ne m'arrêterai pas à tracer ici l'histoire ; il me suffira d'en exprimer le caractère grave, en rappelant le chiffre de la mortalité qui a été de 25 sur 69 malades, c'est-à-dire 36,23 p. °/₀, proportion bien supérieure à ce qui s'observe ordinairement et qu'on ne peut expliquer que par le haut degré d'empoisonnement des sujets atteints. Les premiers malades étant venus du quartier de la Mitrie, cette circonstance a donné lieu à une visite du Conseil d'hygiène publique à cette caserne : on verra par le rapport ci-après que c'est encore à la Visitation que la plupart des malades avaient puisé le germe de leur mal :

Depuis un certain temps, des hommes atteints de fièvre typhoïde étaient envoyés à l'hôpital du quartier de la Mitrie, en même temps que le nombre des malades provenant de la caserné de la Visitation diminuait sensiblement.

Instruite de ce fait, la Commission administrative des hôpitaux en informa M. le Maire de Nantes qui, d'accord avec les autorités militaires, chargea le Conseil d'hygiène publique de visiter le quartier en question et de rechercher les causes de la maladie.

Le Conseil s'est rendu sur les lieux le 21 décembre courant et a visité la caserne en présence du Général commandant le 11e corps d'armée. Il a constaté qu'elle se composait de deux grands bâtiments aspectant Nord et Sud, parfaitement isolés et entourés d'une grande masse d'air. Chacun des bâtiments se compose d'un rez-de-chaussée où sont établies les écuries, d'un étage et de greniers assez spacieux où sont logés les hommes.

Au moment de la visite, les chambres du 1er étage, ventilées par de larges fenêtres assez bien disposées, quoiqu'elles ne descendent pas jusqu'au sol comme cela devrait être, n'exhalaient pas la moindre odeur ; les chambres des greniers au contraire laissaient apprécier à un certain degré l'odeur des objets de cuir qui font partie de l'équipement. Cependant ce sont les chambres du 1er étage, à l'exclusion de celles des combles, qui ont fourni les malades. Le fait peut s'expliquer par cette circonstance que quand les chambres du 1er étage sont fermées, l'air ne s'y renouvelle plus, parce que ces chambres n'ont ni cheminées, ni tuyaux d'appel : or, les fenêtres sont ouvertes pendant la durée des manœuvres, c'est-à-dire six heures sur vingt-quatre et elles restent fermées pendant dix-huit heures. Les chambres des combles au contraire, quoique soumises au même régime, sont cependant ventilées, parce qu'elles ne sont pas plafonnées et que de nombreuses fentes existant aux toits permettent l'entrée de l'air extérieur.

Nous nous croyons donc autorisé à conclure que l'insalubrité des quartiers militaires par viciation de l'air respirable persistera tant que des moyens d'appel habilement disposés n'y seront pas établis.

Ici comme à la Visitation nous avons constaté que les lits étaient trop rapprochés les uns des autres et par conséquent le nombre des hommes trop considérable eu égard à la capacité du local.

A nos observations les officiers présents ont répondu que les dispositions étaient conformes au règlement et que chaque homme occupait un mètre en largeur. Cet espace est visiblement insuffisant et il conviendrait d'accorder à chaque homme un minimum de $1^{m},50$.

Nous avons remarqué également la malpropreté des planchers des chambres, qui auraient besoin d'être grattés assez fréquemment ; ils sont, du reste, pour le moment, plus sales qu'ils ne doivent l'être ordinairement à cause du mauvais état actuel des chaussées aboutissant à la caserne.

Les murs devraient, une fois l'an au moins, être blanchis à la chaux ; cette opération détruit les matières organiques qui s'attachent aux parois des appartements (1).

Il serait en outre très-désirable que, selon l'observation du Général du génie présent à la visite, on construisît des réfectoires au lieu de laisser les militaires manger dans leurs chambres, ce qui devient encore une cause de malpropreté. A côté de ces réfectoires, il faudrait avoir une petite pièce ou un hangar où se ferait l'épluchage des légumes qui a lieu aujourd'hui dans les chambres, où on laisse séjourner les débris, comme nous l'avions constaté lors de notre visite à la caserne d'infanterie.

(1) Un enduit silicaté serait encore bien préférable, parce qu'il permettrait le lavage régulier des parois.

Après ces critiques qui nous ont semblé fondées, nous devons déclarer que les conditions hygiéniques de la caserne de cavalerie sont incomparablement meilleures que celles du quartier de la Visitation. Aussi des cinq batteries d'artillerie qui l'occupent, une seule, qui a été évacuée de la Visitation sur la Mitrie, a fourni tous les cas de fièvre typhoïde, deux exceptés. Une autre batterie envoyée de la Visitation à Vannes, a eu quatre ou cinq malades en route et continue d'en fournir dans sa nouvelle résidence, d'où il faut conclure que tous ces hommes avaient déjà subi l'imprégnation miasmatique avant de quitter le lieu insalubre qu'ils occupaient.

Enfin nous devons ajouter que les hommes venus de la Visitation avaient, nous a-t-on dit, tous été logés dans les chambres du 1er étage et qu'aucun n'avait été placé dans les combles.

Nous ne devons pas omettre de signaler et d'apprécier un certain nombre de circonstances qu'on ne manque jamais de nous opposer quand nous nous plaignons de l'encombrement. Le plus grand nombre de militaires atteints par les épidémies sont les jeunes soldats, les nouveaux arrivants qui ne sont pas acclimatés à l'air du quartier, qui subissent l'influence d'un changement brusque de toutes les habitudes, dont le moral est plus ou moins abattu.

Toutes ces conditions sont bien faites pour produire une dépression des forces de l'économie et la rendre conséquemment plus apte à subir la funeste influence de la respiration d'un air vicié ; mais à celle-ci revient quand même la plus grande part dans la production du mal.

On nous a montré un nouveau bâtiment en construction qui ne doit être occupé que par des hommes ; les nouvelles écuries qu'on élève en même temps sont placées à une distance convenable. Le rez-de-chaussée doit servir de magasin, les trois étages qui le surmontent semblent convenablement disposés, nous nous bornons à demander qu'on en assure l'aération et qu'on n'y place pas un effectif trop considérable.

Nous avons des observations très-sérieuses à faire à propos de la question des latrines. Ici, comme à la Visitation, elles sont insuffisantes. Nous voudrions qu'il y eût des latrines spéciales à chaque étage et nous soutenons, malgré les affirmations contraires, qu'en usant des moyens que fournit la discipline militaire, on arriverait à les maintenir dans un état de propreté satisfaisant. Les latrines des maisons particulières ne sont devenues tout-à-fait propres et inodores que depuis qu'on les a placées dans les appartements.

Les latrines devraient occuper un petit bâtiment isolé communiquant avec les étages par une galerie munie de portes se fermant d'elles-mêmes ; elles seraient surmontées d'un tuyau d'évent dépassant de plusieurs mètres le faite des bâtiments et communiqueraient avec des fosses mobiles permettant l'enlèvement quotidien des matières. Les cabinets contiendraient des siéges avec cuvettes parcourues par un courant d'eau qui ne permettrait pas aux matières d'y séjourner.

Un courant d'eau constant devrait être établi également dans les latrines extérieures, afin d'y maintenir la propreté.

CONCLUSIONS.

1° Le quartier de la Mitrie présente, au point de vue de la salubrité, d'excellentes conditions et ne saurait être comparé à celui de la Visitation.

2° Il présente cependant les défauts suivants :

Ecuries placées au rez-de-chaussée de bâtiments habités par les hommes.

Effectif trop considérable eu égard à la capacité des chambres, qui manquent de moyens suffisants d'aération.

(Ce serait le cas d'appliquer le moyen proposé par M. le général Lallemand, d'établir à tous les carreaux supérieurs des fenêtres des vasistas fixes, permettant l'accès permanent de l'air extérieur.)

Insuffisance et mauvaise disposition des latrines.

3° Presque tous les malades typhoïdes provenant de la Mitrie avaient subi l'imprégnation miasmatique au quartier de la Visitation.

4° On n'a pu découvrir l'origine des quelques cas d'angine couënneuse venus du même quartier, ces faits peu nombreux n'ont pas affecté le caractère épidémique.

Nantes, le 26 décembre 1875.

Le Rapporteur,

MALHERBE,

Médecin en chef de l'Hôtel-Dieu.

On le voit par ce qui précède, l'expérience de 1875 n'est que la répétition de ce qui s'est passé de tout temps. L'insalubrité des quartiers militaires due à un ensemble de causes dont nous avons tracé le tableau et en tête desquelles il faut placer l'encombrement, fait chaque année de nombreuses victimes et jusqu'ici rien ou presque rien n'a été tenté pour modifier cette triste situation.

Cette négligence condamnable dans le passé, même alors qu'une partie restreinte de la population passait seule sous les drapeaux, le deviendrait bien davantage avec les exigences de la nouvelle loi militaire : la France, qui envoie tous ses hommes valides remplir les cadres de l'armée, a le droit d'exiger des chefs de tout grade auxquels ils obéissent une surveillance incessante pour protéger leur santé et leur vie en même temps qu'ils dirigent leur instruction militaire.

Le génie doit s'appliquer à rendre de plus en plus salubres les logements destinés aux troupes, afin qu'on n'ait plus le droit de dire qu'on se préoccupe plus du bien-être des chevaux que de celui des hommes.

Il devra ne jamais construire pour un effectif trop considérable, les grandes agglomérations d'hommes étant toujours fâcheuses, même avec de bonnes constructions locales ;

Assurer un plus grand volume d'air respirable dans les chambrées, espacer les lits d'une manière convenable en accordant à chaque homme $1^m,50$ centimètres au moins, au lieu d'un mètre comme le prescrit aujourd'hui le règlement. Pour la cavalerie, affecter un magasin séparé au dépôt des objets de cuir de l'équipement des chevaux ;

Construire à proximité des dortoirs, des latrines convenablement disposées et les faire entretenir dans un état constant de propreté. Les matières des déjections seraient reçues dans des fosses mobiles vidées tous les jours ;

Etablir des réfectoires pour que les militaires ne mangent pas dans les chambres, et y joindre une petite pièce ou un hangar pour l'épluchage des légumes.

Enfin instituer un appareil fournissant l'eau en abondance à toutes les parties du quartier ;

Nous sommes d'avis de ne jamais loger les réservistes ni les territoriaux qui seront appelés dans la belle saison dans les quartiers permanents ; mais de préparer pour eux des tentes ou des baraquements qu'on démonterait après leur licenciement. Ce matériel devrait être désinfecté avec soin quand il aurait servi, et même brûlé après un certain temps d'usage.

La mesure que nous proposons se justifie par ce fait que ceux des réservistes qui ont pris part aux grandes manœuvres et qui ont couché sous la tente, n'ont pas fourni de malades. Nous avons vu au contraire la funeste influence du quartier de la Visitation sur ceux qui y ont été casernés.

L'intendance doit veiller avec soin à la bonne qualité des

subsistances et prendre les précautions nécessaires pour rendre impossible toute fraude de la part des fournisseurs.

Elle doit en outre fournir le matériel nécessaire pour l'entretien de la propreté des locaux et des hommes (bains, serviettes, etc.), matériel qui manque à peu près complètement aujourd'hui.

Enfin les officiers de troupe ont le devoir, par des visites fréquentes, les unes prévues, les autres inopinées, de s'assurer que toutes les prescriptions de l'hygiène sont rigoureusement observées. Des peines sévères devront être infligées à tous ceux par la faute desquels ces règles auront été violées.

Nous n'ignorons pas qu'en dépit de tous les moyens qu'on pourra mettre en pratique, le service militaire fera toujours quelques victimes ; mais au moins on n'aura rien négligé pour atténuer le mal.

Cette surveillance de tous les instants que nous voudrions voir exercer par les officiers de troupe de tout grade, a une importance qui s'étend bien au-delà des besoins matériels des hommes soumis à leur autorité ; elle est, selon nous, destinée à relever le niveau moral des troupes. Les rapports plus fréquents des chefs avec leurs subordonnés, créeront entre les uns et les autres une constante solidarité, développeront leur confiance mutuelle et assureront ainsi l'homogénéité des corps si puissante en temps de guerre.

De pareils résultats valent bien la peine qu'on se donnera pour les obtenir (1).

Après les devoirs des chefs militaires vient celui des autorités municipales.

(1) Il serait encore désirable qu'on renonçât à la déplorable habitude de mettre à la salle de police les hommes qui se disent malades, sans s'être assuré s'ils se plaignent à tort. Maintes fois nous avons vu mourir à l'hôpital des militaires dont le mal méconnu, s'était aggravé par suite de cette mesure.

Nous avons dit plus haut les sacrifices faits par un grand nombre de villes pour construire de nouvelles casernes : cet élan généreux ne doit pas s'arrêter là ; après avoir pourvu au logement des jeunes gens appelés sous les drapeaux, il est du devoir des municipalités de veiller à leur bien-être au moyen d'une perpétuelle entente avec les autorités militaires. Cet accord, qui nous semble une conséquence nécessaire de l'application de la nouvelle loi, ne demande de part et d'autre que de la bonne volonté et n'implique en aucune manière ni ingérence dans les questions de discipline, ni conflits d'attributions. Il me suffira, pour avoir sur ce point l'approbation générale, de faire appel au cœur des pères de famille. Ils donnent sans hésiter leurs enfants à la patrie, en revanche ils ont bien le droit de demander que la santé et la vie de ceux-ci soient, effectivement et efficacement protégées.

Nous souhaitons vivement que les autorités civiles et militaires écoutent et accueillent les vœux exprimés dans cette étude : qu'elles soient frappées de l'importance du devoir qui s'impose à elles, à la vue des nombreuses victimes que les maladies épidémiques font dans notre armée. Il est un autre devoir qui incombe aux familles, devoir qu'elles doivent s'efforcer de remplir dans la mesure du possible.

En général, l'éducation physique des jeunes gens est mal faite, je pourrais même dire qu'elle est nulle dans la plupart des cas. Cette partie de l'éducation utile toujours, devient aujourd'hui d'une nécessité impérieuse en vue de l'obligation imposée à tous de passer un certain temps sous les drapeaux. J'envisagerai tout d'abord la question au point de vue de l'institution du volontariat.

Les engagés conditionnels d'un an se recrutent surtout parmi les jeunes gens de famille, qui, pour la plupart, n'ont pas songé à développer les forces de leur corps. Il en ré-

sulte que le service militaire en exténue et même en fait mourir un certain nombre. De plus, beaucoup de jeunes gens sont admis à contracter leur engagement à partir de 18 ans, s'ils offrent des conditions physiques acceptables : c'est un grave inconvénient ; si quelques-uns, en effet, résistent aux fatigues du service, bon nombre, malgré l'apparence, ne peuvent les supporter, parce que leurs organes n'ont pas encore acquis la force de résistance qu'ils auront plus tard (1).

Les parents ont, en général, aussi bien que les jeunes gens, le tort de ne pas comprendre la vraie signification du volontariat. Ils n'y voient qu'une corvée pénible et désagréable, entravant la carrière qu'on a embrassée, et dont il faut se débarrasser au plus tôt. Il conviendrait, au contraire, d'inculquer de bonne heure aux enfants l'idée que cette année à passer sous les drapeaux est le temps de leur éducation militaire ; que c'est un devoir envers la France qu'il faut accomplir sérieusement. D'ailleurs, en agissant ainsi, ils travaillent dans leur propre intérêt, puisque, s'ils méritent le brevet de sous-officier, ils ne peuvent plus être appelés à servir qu'en cette qualité.

Quant à ceux qui doivent accomplir cinq années de service, beaucoup d'entre eux exercent des métiers qui développent le système musculaire et la force de résistance du corps ; mais il en est trop encore dont l'organisation physique laisse à désirer.

Il y aurait donc lieu de se préoccuper de l'éducation physique des enfants des classes ouvrières, pour remédier, soit

(1) Le Dr Knœvenagel, en signalant la fréquence des maladies chroniques du poumon dans l'armée allemande, recommande entre autres précautions de ne pas admettre dans les rangs de l'armée des jeunes gens dont l'âge soit inférieur à 19 ou 20 ans. La statistique autrichienne a prouvé qu'au-dessous de cette limite la mortalité était trop considérable. (*Deutsches militairartzschrift.*)

à la faiblesse originelle, soit aux conséquences fâcheuses pour la santé des professions sédentaires. Nous ne pouvons entrer ici dans toutes les considérations que comporterait ce vaste et important sujet : nous nous bornerons à émettre cette idée que l'institution de gymnases publics et gratuits pourrait, au point de vue qui nous occupe, donner d'utiles résultats. En même temps, la gymnastique devrait être obligatoire pour tous dans les écoles de tous les degrés.

Pour terminer l'histoire de l'hygiène militaire à Nantes, il me reste à parler de la nouvelle caserne d'infanterie en construction dans le quartier de Saint-Donatien. Le rapport ci-après, adressé à M. le Maire de Nantes, fait connaître ce qui s'est passé pour le choix du terrain.

Le Conseil s'est rendu sur les lieux le 12 juillet courant, d'après l'invitation de M. le Maire de Nantes, qui assistait à l'opération. Le terrain, situé sur le sommet du coteau des Ecachoirs, est très-convenablement exposé ; il offre une inclinaison légère vers le Nord, et il est séparé par une petite crête de la portion du même coteau qui aspecte sur le quai de Barbin. Le sol paraît d'excellente qualité ; on y trouvera à peu près partout un fond solide pour asseoir les fondations des bâtiments. Il y existe sur plusieurs points des puits, dont les eaux ont été soumises à une Commission de chimistes, et elles seront de la part de cette Commission l'objet d'un rapport spécial. Il y aura lieu, dans le cas où ces eaux seraient jugées de bonne qualité, de s'assurer si elles sont assez abondantes pour les besoins de l'effectif qui devra occuper la nouvelle caserne.

Après avoir pris connaissance des conditions du terrain en lui-même, le Conseil a dû examiner s'il n'existait pas dans les alentours quelque cause d'insalubrité, et il n'a trouvé qu'un seul point sur lequel il eût à appeler l'attention de l'Administration. Nous voulons parler de la douve qui règne parallèlement au quai de Barbin, dans les deux tiers de sa longueur environ.

Cette douve, qui reçoit toutes les eaux ménagères des maisons du quai, les eaux industrielles de plusieurs tanneries, et peut-être aussi des matières des fosses d'aisance, est censée avoir un écoulement dans l'Erdre ; mais comme son fond est très-inférieur au radier de la rivière, cet écoulement ne peut avoir lieu. Cette douve reçoit encore les eaux du coteau de Saint-André, qui sont chargées de matières fécales, puisque les matières provenant des maisons de la rue Saint-André y sont utilisées pour la culture maraîchère, qui se fait là sur une assez grande surface.

Dès l'année 1858, le Conseil signalait à l'autorité l'existence de ce cloaque, existant en dépit de tous les principes de l'hygiène et des règlements administratifs dans le voisinage des maisons d'habitation. L'année suivante, nous rappelions les mêmes faits à propos de la demande formulée par M. Allegret, qui voulait être autorisé à déverser dans le bassin en question les matières des fosses d'aisance de deux maisons qu'il faisait construire aux n°s 16 et 20 de la rue Saint-André.

Il est de toute évidence qu'il y a utilité à faire disparaître, par des remblais convenables, et les bassins à matières fécales et la douve qui ne peut épancher son contenu dans l'Erdre. La première mesure urgente à prendre serait d'interdire absolument l'écoulement à l'air libre des matières provenant des maisons de la rue Saint-André, et d'interdire aussi l'écoulement dans la douve de celles provenant des maisons du quai de Barbin (1).

Après ces remarques générales, le Conseil est d'avis que

(1) Sur un nouvel avis du Conseil, cette douve a été transformée en un égoût couvert.

l'Administration municipale, comme condition de son concours pécuniaire à l'édification de la nouvelle caserne, réclame la communication des plans définitifs avant tout commencement de construction, et se réserve le droit de proposer dans les détails les modifications qui lui sembleront nécessaires.

Pour ne signaler qu'un point, le Conseil pense qu'il serait convenable d'adopter pour les latrines le système des fosses mobiles, préférablement à tout autre, et que, de plus, il y a lieu de s'occuper d'une installation convenable des cabinets et de l'établissement dans les bâtiments de latrines qui ne serviraient que la nuit.

Le Rapporteur,

MALHERBE, D.-M.,

Vice-Président du Conseil.

Ce rapport était accompagné d'une note sur l'analyse des eaux du terrain sur lequel la nouvelle caserne doit être construite : due à une Commission composée de MM. Bobierre, Andouard et Herbelin, elle était ainsi conçue :

Les eaux dont les échantillons ont été remis au Conseil d'hygiène, sont au nombre de neuf. Les puits où elles ont été prélevées occupent des emplacements figurés sur un plan dressé pour cette étude. Elles sont incolores, leur saveur est un peu douceâtre, et l'une d'elles, n° 9, est rendue verdâtre par le développement de conferves en assez forte proportion.

La recherche du degré hydrotimétrique de ces eaux et de leur résidu d'évaporation a fourni les chiffres suivants :

	Poids du résidu de l'évaporation.	Degré hydrotimétrique de la Loire 11°,5.
N° 1	0g50 par litre	25.50
2	0.55	28
3	0.65	32
4	0.75	39
5	0.55	34
6	0.60	28
7	0.95	64
8	0.85	36
9	0.85	24

En ce qui concerne les matières organiques, si on prend une échelle arbitraire dont l'eau n° 9 occupe le point 10, on trouverait que :

Les types....... n° 5 = 9
— n° 7 = 8
— n° 1 = 4
— n° 2 = 4

Au reste, on ne saurait attacher d'importance à la présence des conferves, de la glairine ou des éléments humiques dans l'eau de quelques-uns de ces puits, leur propreté laissant beaucoup à désirer. Il n'est pas douteux, d'ailleurs, qu'on ne puisse obtenir dans le terrain soumis à l'examen du Conseil une eau dépourvue de matières organiques. En ce qui concerne les substances minérales qui consistent en chlorure de sodium et de magnésium, silicates alcalins et traces de bicarbonate de chaux, leur dose, bien que supérieure à celle de la Loire, est cependant bien inférieure à celle de bien des sources, dont les liquides sont cependant employés pour l'alimentation.

On peut citer à cet égard l'eau d'Arcueil, impropre au

savonnage, mais consommée par une partie de la population parisienne, l'eau de la Dhuys, et un certain nombre d'eaux de puits dans lesquels M. Blondeau a trouvé de 40 à 50 centigrammes de résidu par litre.

L'eau du pensionnat de Saint-Stanislas de Nantes fournit à l'évaporation 0,499 de résidu par litre, celle de la caserne de la Visitation donne 0,420 et elles ne sont pas insalubres. A vrai dire, la quotité de ces résidus est moins forte que 0,69, chiffre moyen trouvé par nous pour les eaux destinées à la nouvelle caserne ; mais on ne saurait oublier que, dans un périmètre restreint, certains puits n'ont offert que 0g,50 à 0g,55 de résidu et que les silicates y entrent pour une notable partie.

On peut donc avoir la légitime espérance de trouver, dans le terrain choisi pour la nouvelle caserne, des sources salubres.

Il serait nécessaire de pratiquer quelques sondages pour se rendre compte de l'abondance de ces sources et pour déterminer leur nature bien mieux qu'on ne saurait le faire par l'examen de quelques puits peu profonds.

Après la remise de ces deux rapports, M. le Maire de Nantes adressa à M. le Vice-Président la lettre suivante :

« Monsieur le Vice-Président,

» J'ai reçu le rapport que vous m'avez fait l'honneur de m'adresser, concernant l'emplacement sur lequel on se propose de construire une nouvelle caserne d'infanterie. J'ai lu avec infiniment d'intérêt les observations et les sages avis qui y sont contenus, et, au nom des intéressés, je vous remercie de cet utile travail.

» Voudriez-vous le compléter, Monsieur le Vice-Président, par une étude à laquelle d'ailleurs vous avez eu déjà occasion de vous livrer, des améliorations dont est susceptible la caserne de la Visitation.

» Quelles mesures seraient à prendre pour l'assainir ?

» Ces mesures pourraient-elles avoir un caractère suffisant d'efficacité ?

» Enfin, ne pourriez-vous, mettant en parallèle la création projetée et l'établissement actuel, après qu'il aurait été modifié, m'exprimer quel serait, à vos yeux, sous le rapport hygiénique, le résultat de cette comparaison.

» Ces renseignements me seraient fort utiles, etc.

» Veuillez agréer, etc.

» *Le Maire,*

» LECHAT. »

Le Conseil répondit à M. le Maire, de la manière suivante :

« MONSIEUR LE MAIRE,

» Par un rapport en date du 24 septembre 1875 le Conseil vous faisait connaître les conditions d'insalubrité du quartier de la Visitation, conditions auxquelles il rapportait sans hésitation l'épidémie de dysenterie qui sévissait alors sur les réservistes ainsi que toutes celles qui, depuis longues années, ont atteint les habitants de cette caserne.

» Il vous faisait connaître que des trois bâtiments désignés par des lettres A, B, C, les deux premiers devaient être rasés complètement, qu'aucune modification imaginable ne pouvait les rendre propres au logement des troupes, que le bâtiment C, quoique donnant très-largement prise à la critique, pouvait, à la rigueur, au moyen de changements convenables, être toléré jusqu'à ce qu'on pût songer à l'édification de nouveaux quartiers. Le système des cuisines et des latrines y est aussi défectueux que possible : tout cela par conséquent doit disparaître d'une manière absolue. Enfin le périmètre du terrain est insuffisant et la caserne, circonstance très-défavorable, se trouve entourée d'un quartier populeux.

» Si l'on veut absolument avoir un quartier salubre sur le terrain de la Visitation, il faut commencer par détruire tout ce qui existe, pour reconstruire à nouveau, sur un plan complètement différent et conçu pour recevoir un effectif moitié moindre que celui qui, d'après les dimensions des chambres, doit l'occuper en temps ordinaire. Nous ne pensons pas, si l'on suit ces idées, qu'on arrive à réaliser une économie quelconque, car le nouveau quartier, ne répondant pas au chiffre de la garnison, il faudra encore songer à construire ailleurs.

» D'un autre côté, si l'on ne prend que des demi-mesures ayant pour but d'approprier le local actuel à sa destination, on s'expose à peu près à un échec.

» Nous ajouterons que si le génie militaire a préparé un projet d'amélioration du quartier de la Visitation, il serait important que le Conseil, pour donner son avis, pût le connaître dans tous ses détails. Toutefois, nous ne pouvons guère admettre qu'un semblable projet puisse être autre chose qu'une mesure transitoire, permettant de vivre pendant les délais nécessaires pour l'édification du nouveau quartier.

» Si maintenant nous revenons sur les avantages du terrain visité par le Conseil le mois dernier, nous remarquons :

» 1° Son éloignement de la ville ;

» 2° Son excellente exposition, ses abords faciles et sa proximité du champ de manœuvres ;

» 3° Sa situation sur un point culminant, rendant facile sa complète aération ;

» 4° Les sources nombreuses qui s'y trouvent, devant

probablement fournir en abondance une eau de bonne qualité ;

» 5° La possibilité, en élevant des bâtiments neufs, de réaliser toutes les conditions hygiéniques exigibles, ce qui n'existe pas dans le cas d'appropriation de vieux bâtiments dont on a tendance à conserver le plus possible.

» En résumé, le Conseil ne croit pas à la possibilité d'améliorer suffisamment le quartier actuel de la Visitation, l'assiette même des bâtiments étant la première chose à changer. La seule mesure rationnelle serait donc de construire ailleurs.

» *Le Rapporteur*,

» **MALHERBE,**

» Vice-Président du Conseil. »

Le vieux quartier de la Visitation était donc absolument et définitivement condamné et il ne restait plus qu'à donner suite au projet de construction d'une nouvelle caserne d'infanterie, en s'inspirant de toutes les données fournies par les progrès récents de la science hygiénique, progrès dus incontestablement aux tendances positives qui dominent aujourd'hui tous les esprits sérieux. Aussi, après avoir été consultés sur le choix de l'emplacement, les membres du Conseil d'hygiène publique s'attendaient à ce qu'on leur communiquât les plans adoptés par les ingénieurs militaires, comme ils en avaient formulé le vœu dans leur rapport de 1876. Par malheur, ce vœu n'a pas été écouté et, fidèle à ses anciens errements, le génie militaire a commencé les travaux de construction sans que le Conseil ait été appelé à se prononcer sur la valeur des dispositions qu'on avait cru devoir adopter, et ces dispositions, nous regrettons d'être forcé de le déclarer, sont, d'après les renseignements qui nous sont parvenus, aussi défectueuses que possible, et conformes au type adopté en

1874, type ne réalisant aucune des conditions hygiéniques exigibles et condamné par tous les hommes compétents.

Le plan comporte trois grands bâtiments chacun de 81^{m},60 de développement devant servir à loger chacun aussi 800 hommes. Etablis sur trois côtés d'un carré, mais isolés les uns des autres, ils se composeront d'un rez-de-chaussée surmonté de deux étages ordinaires, plus d'un troisième en forme de combles.

Le rez-de-chaussée doit être occupé par les magasins, les trois étages sont destinés à l'habitation des hommes.

Il n'existera ni salles de jour, ni réfectoires ; ainsi les hommes seront constamment dans les chambres qui ne devraient servir que de dortoirs : ils y prendront leurs repas, y accumuleront, comme ailleurs, les débris des aliments, et peut-être aussi ceux résultant de l'épluchage des légumes. Les infirmeries auront des latrines privatives, et de plus des cabinets d'aisances étant établis à chaque étage, les hommes ne seront plus forcés d'aller la nuit aux latrines extérieures, ce qui, comme on a pu le voir dans notre premier rapport sur la caserne de la Visitation, entraînait de graves inconvénients et pour la santé des hommes et pour la propreté du quartier : c'est là, nous devons le dire, la seule amélioration sérieuse que nous ayons constatée.

A propos des latrines extérieures, nous ferons une remarque que nous croyons importante, c'est que celles du côté Ouest se trouvent très-rapprochées des bâtiments où seront conservées les provisions. Nous ignorons, d'ailleurs, si l'on a pris des précautions pour rendre inoffensives les latrines tant extérieures qu'intérieures.

Une des conditions les plus essentielles pour la salubrité des lieux habités par les hommes, c'est de pouvoir disposer en abondance d'eau de bonne qualité. La note que nous avons citée ci-dessus, relative aux sources nombreuses que renferme le sol sur lequel est édifiée la nouvelle caserne, montre qu'on pourrait très-facilement satisfaire à ce besoin si impérieux ; mais nous ne sachions pas qu'on ait pris soin d'assurer la distribution régulière des eaux dans tous les services de l'établissement.

Nous ferons encore une critique sévère à propos des locaux disciplinaires. Les cellules sont trop étroites et n'assurent pas aux hommes qu'on y renferme un volume suffisant d'air respirable, surtout quand on songe que cet air est vicié par les émanations du baquet traditionnel qu'on n'a pas encore eu l'idée de supprimer. On ne conçoit pas qu'on traite ainsi des militaires qui n'ont, la plupart du temps, commis que des fautes légères, tandis que des siéges inodores sont établis pour les criminels condamnés à la prison cellulaire.

Ainsi donc le nouveau quartier présentera les défauts suivants :

1° Bâtiments à étages superposés et destinés à un effectif considérable ;

2° Absence de salles de jour et de réfectoires ;

3° Absence de service d'eau ;

4° Mauvaises dispositions des locaux disciplinaires qui semblent combinés exprès pour compromettre la santé et la vie de gens qu'on veut simplement punir.

Les faits que nous venons d'exposer sont bien de nature à affliger ceux qui s'intéressent à la santé des hommes appelés sous les drapeaux et à montrer le peu de soin que prennent les ingénieurs militaires, au moins pour la plupart, d'accomplir consciencieusement leurs devoirs. Profondément regrettables en eux-mêmes, ces faits prennent un caractère scandaleux, quand on connaît ce qui s'est fait ailleurs ; et là, où jusqu'alors on n'avait cru pouvoir accuser que l'incapacité ou la négligence, on voit poindre l'entêtement et la mauvaise volonté.

Le numéro d'avril dernier de la *Revue d'hygiène et de police sanitaire*, publiée sous la direction de M. le Dr Vallin, professeur d'hygiène au Val-de-Grâce, contient deux articles du plus haut intérêt au point de vue qui nous occupe.

Le premier est la description du nouvel hôpital militaire de Bourges, par le D[r] Ch. Sarrazin. Cet hôpital, construit rigoureusement d'après les notions hygiéniques modernes, réalise des conditions qu'on chercherait vainement ailleurs. Pavillons isolés et convenablement espacés, composés uniquement d'un rez-de-chaussée, assurant aux malades un volume considérable d'air et pourvus de moyens d'aération parfaitement entendus, etc., rien n'a été négligé dans cet établissement modèle dont il faut lire la description dans le travail original. Nous ne pouvons nous y arrêter ici, nous avons hâte d'arriver à l'autre mémoire qui a pour titre : *De la réforme du casernement en France ;* ce travail a été, de la part de M. Trélat, l'objet d'un rapport auquel nous empruntons ce qui suit :

M. Tollet, membre de la Société de Médecine publique et d'hygiène professionnelle, a communiqué à cette Compagnie un mémoire sous forme de pétition au Sénat et à la Chambre des Députés, dans lequel il propose d'abord une série de modifications importantes à faire subir aux casernes construites depuis 1874, d'après le type adopté à cette époque, afin d'atténuer autant que possible les défauts graves que ces constructions présentent au point de vue de l'hygiène. Il critique surtout les dispositions intérieures des bâtiments qui rendent la ventilation impossible, et l'emploi exagéré de matériaux poreux qui s'imprègnent de miasmes et deviennent ainsi des sources d'infection.

Nous ne pouvons qu'approuver les judicieux conseils donnés par M. Tollet à cet égard ; mais ce qui nous intéresse plus particulièrement, c'est le système de construction qu'il propose pour les nouveaux casernements, système déjà réalisé par lui aux casernes de Bourges, d'Autun, de Mâcon, de Cosne, et que la ville de Saint-Denis va utiliser pour son hôpital civil ; il se résume dans les propositions suivantes :

« 1° Placer les casernes autant que possible en dehors et à proximité des villes ;

» 2° Fractionner les masses casernées par unités d'effectifs et les disséminer sur une surface qui ménage au moins 50 mètres superficiels par tête ;

» 3° Supprimer les étages superposés ;

» 4° Donner aux coupes des salles la figure qui fournira le maximum d'air clos, avec le minimum de matériaux enveloppants et qui favorisera la ventilation ;

» 5° Substituer le fer au bois dans la construction ;

» 6° Supprimer tous corridors, cloisonnements et greniers, autrement dit, faire en sorte que les matériaux constituant les parois des salles présentent, au contact de l'atmosphère extérieure, des surfaces autant que possible égales à celles qui seront en contact avec l'atmosphère intérieure ;

» 7° Etablir dans les parties les plus éloignées des lits, et notamment dans toute la longueur du faîtage, des gaines de ventilation qui pourront rester ouvertes, même la nuit ;

» 8° Disposer le sol des logements de telle sorte qu'il soit imperméable, facile à laver à grande eau, inaccessible à l'humidité et aux rongeurs ;

» 9° Arrondir tous les angles rentrants, supprimer toutes les charpentes saillantes, et enduire les parois de substances imperméables ;

» 10° Rendre la propreté des logements et des hommes obligatoire ;

» 11° Mettre des lavabos à la portée du soldat ;

» 12° Donner aux sous-officiers des chambres individuelles convenables, avec accès et lavabos particuliers ;

» 13° Séparer tous les services généraux et éloigner des dortoirs toutes les émanations mauvaises.

» Si l'on ajoute à cela la transformation des chambrées, de jour et de nuit, en simples dortoirs, et, par conséquent, l'établissement de salles de jour ; le nombre des lits limité dans une même pièce au chiffre de 30 à 34 ; le cubage des vides élevé au minimum de $25^{m},^{3}$ par lit, on aura l'idée complète du but qu'a poursuivi M. Tollet et qu'il paraît avoir réalisé avec succès en plusieurs occasions connues.

» Le dispositif adopté par M. Tollet consiste en pavillons isolés, à un seul rez-de-chaussée relevé, chaque pavillon étant spécialement affecté à une unité d'effectif, compagnie ou escadron et aux sous-officiers dépendants. Les salles de jour, les services, les infirmeries, les écuries, etc., sont réparties en rez-de-chaussée dans l'espace du casernement. Le mode de construction adopté se caractérise par la minime quantité de matériaux employés et par leur nature spéciale : *fer, terre cuite, ciments*. Tout cela est judicieux, et M. Tollet a déjà exécuté des bâtiments de casernes, qui ont été habités, qui le sont encore et sur l'usage desquels l'expérience a prononcé. »

Ainsi, ni les bons préceptes, ni les bons exemples ne faisaient défaut : pourquoi donc s'obstiner à suivre une voie reconnue mauvaise, alors que, pour une construction nouvelle, il était si facile d'en sortir. Serait-ce que la santé et la vie des hommes sont moins précieuses à Nantes qu'à Bourges, qu'à Autun et ailleurs ?

On n'a pas même l'excuse de l'élévation du chiffre des frais, puisque M. Tollet a démontré que, vu la petite quantité de matériaux nécessaires dans son système de construction, ce surcroît de dépenses n'aurait pas lieu, et qu'au contraire on réaliserait une économie de 30 p. % sur les sommes portées aux devis.

Il n'y a donc pas d'objection sérieuse à faire aux réformes que nous demandons, et nous pensons que l'Autorité supérieure a le devoir d'obliger le génie militaire à sortir des habitudes de routine qui ont fait tant de victimes parmi nos soldats.

Nantes, imprimerie de Mme Ve C. Mellinet, place du Pilori, 5.

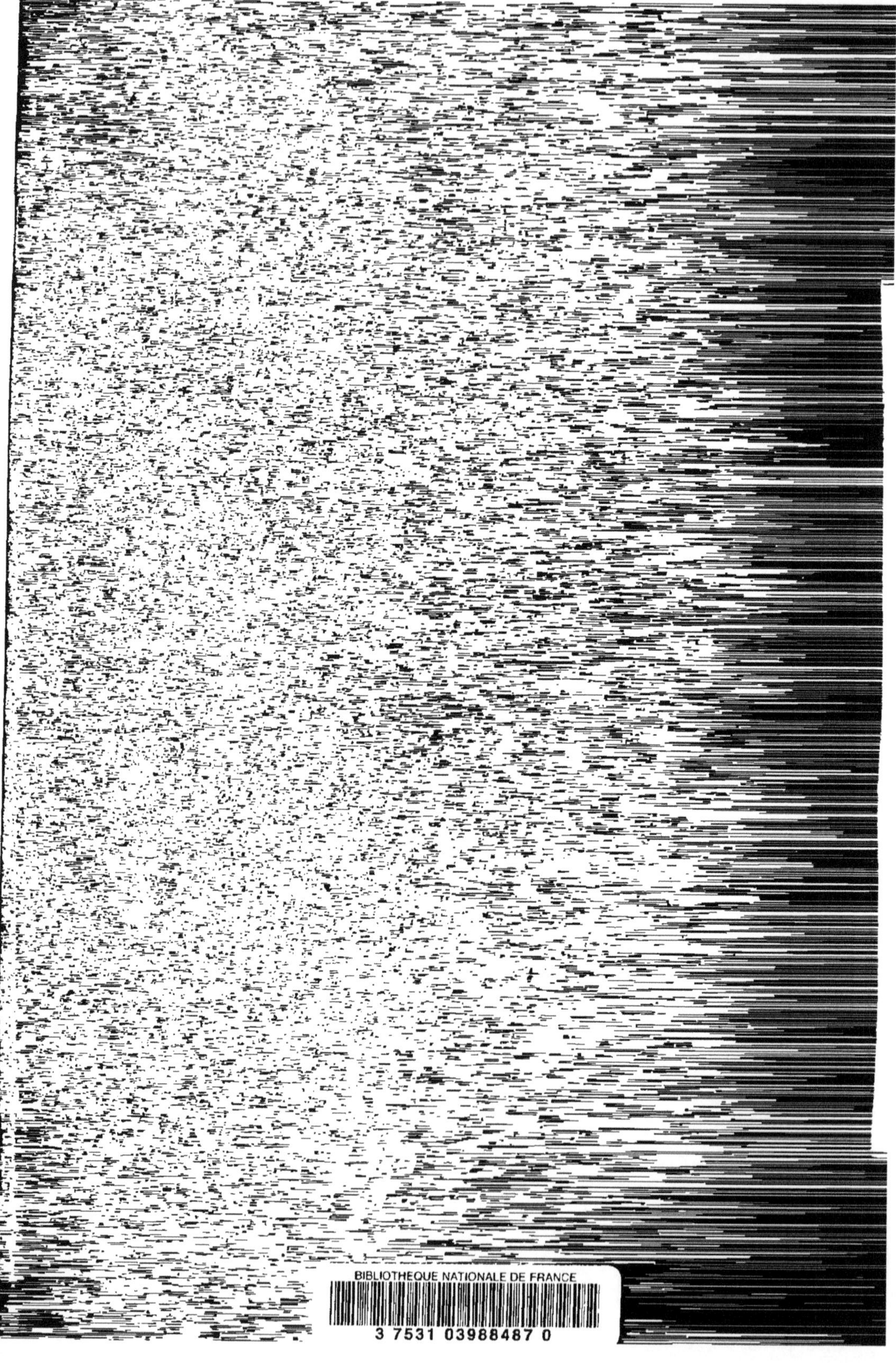

www.ingramcontent.com/pod-product-compliance
Ingram Content Group UK Ltd.
Pitfield, Milton Keynes, MK11 3LW, UK
UKHW021023200726
13857UKWH00004B/1539

9 782011 908971